Le petit guide de la Périmothérapie

Ou l'art de se soigner
avec des produits périmés

Par Marvin Delmy

-

Les Éditions du Cacao Épicé

ISBN : 9781792919060

Du même auteur

- Promis, demain j'arrête le chocolat. Les Éditions du Cacao Épicé, 2016.

INTRODUCTION

Votre frigo déborde de produits dont la date de péremption est dépassée ? Votre cuisine est envahie par des moucherons qui tournent autour de vos fruits pourris ? Votre voiture est remplie de cageots pleins de légumes abîmés ? Et si on cherche bien, on trouve dans vos placards des conserves dont la date de péremption remonte à 1999 ?

Bonne nouvelle pour vous : une équipe de scientifiques russes, emmenée par la professeur Anna Korbetova, a démontré les bienfaits des produits périmés sur la santé. Vous allez pouvoir transformer votre stock en mine d'or !

Saviez-vous que l'on peut soigner la mauvaise haleine avec de l'écorce d'orange périmée ? Que dormir avec une boite de haricots verts datée du siècle dernier augmente l'espérance de vie de 20% ? Ou encore que les pommes moisies attirent les énergies positives et l'abondance dans votre vie ?

Ce nouveau courant s'appelle la Périmothérapie, et ça fait fureur dans les milieux alternatifs. Embarquez avec nous et découvrez tout ça dans ce petit guide pratique à mettre entre toutes les mains !

Bonne lecture !

POURQUOI REJOINDRE LE MOUVEMENT DES PÉRIMOTHÉRAPISTES

Vous vous demandez peut-être pourquoi rejoindre le mouvement de la périmothérapie ? Déjà, sachez que c'est le mode de vie alternatif le plus à la mode du moment ! Végétarien ? C'est dépassé ! Vegan ? Déjà has-been ! Locavorisme ? Mort-né ! Sans-gluten ? Oublié depuis belle lurette ! L'avenir, c'est la périmothérapie !

Sur un plan plus pragmatique, le principal point d'intérêt de la périmothérapie c'est qu'il s'agit d'un mouvement 100% bio ! Quoi de plus naturel, en effet, que les tâches verdâtres des tomates trop mûres, ou que l'odeur délicatement iodée d'un poisson laissé trop longtemps dans le frigo ?

Deuxième argument en faveur de la périmothérapie, et probablement celui qui a permis de convertir autant de monde en si peu de temps : c'est un mouvement radicalement contre le gaspillage. Le pot de yaourt dont la date est dépassée de 3 jours finissait systématiquement dans votre poubelle ? Désormais, mangez-le : cela favorise la remise en forme des articulations des membres inférieurs ! Et ce n'est qu'un exemple parmi tant d'autres, que vous découvrirez dans les pages suivantes.

Troisième argument en faveur de la périmothérapie : c'est vivant ! Cela rejoint, de fait, la parole de nombreux naturopathes qui expliquent l'importance du "manger vivant". Le credo de base de la périmothérapie est assez proche de celui des naturopathes : tout ce qui est ou a été vivant peut être mangé, quel que soit son état. Et bien malin qui pourrait dire que la mousse verte se développant sur les fruits périmés n'est pas un végétal 100% vivant !

Enfin, dernier argument : c'est économique ! Vous gardez vos produits plus longtemps, vous avez moins de perte, donc moins souvent besoin de faire les courses. Sur l'année, on estime qu'un périmothérapiste dépense 20 à 30% de moins qu'un consommateur lambda.

Le mouvement de la périmothérapie s'inscrit dans la continuité de ceux évoqués plus haut, à savoir des mouvements écologiques, sains, basés sur la consommation de produits non-transformés.

Cela vous parle ? Vous n'avez pas encore fui en courant à la recherche d'une pizza surgelée ou d'un soda en canette ? Super : la suite va vous intéresser !

JUSQU'À QUEL NIVEAU DE PÉREMPTION PEUT-ON ALLER

Certains périmothérapistes sont prêts à aller loin : plusieurs cas de personnes ayant ingurgité des vers vivants sur des fruits à la péremption avancée ont été reportés ces derniers mois, aussi bien en Russie qu'ailleurs dans le monde. Pour autant, peut-on avaler n'importe quel ingrédient sous prétexte qu'il est périmé ? Non, bien sûr. Il faut respecter certaines limites. Les voici.

> Les limites à respecter pour les fruits et légumes

Commençons par le plus simple : en ce qui concerne les fruits et les légumes, la périmothérapie ne fixe pas de règle particulière. De la petite trace marron jusqu'aux vers gluants, vous n'aurez pas de problème lors d'une quelconque ingurgitation. A condition simplement de bien faire cuire les vers avant de les manger. N'oublions pas que ces petits êtres vivants sont pleins de protéines. Et les insectes sont, comme chacun le sait, la nourriture de l'Homme du troisième millénaire. C'est avec une grande fierté que les périmothérapistes du monde entier se posent en précurseur de ce nouveau type d'alimentation.

> Les limites à respecter pour les viandes et les poissons

Les études scientifiques menées par Anna Korbetova et son équipe affirment que les vers et autres asticots se démultipliant sur la viande avariée sont particulièrement bons pour la santé : une demi-cuillère à café apporterait la dose quotidienne nécessaire aux besoins de l'homme en fer, zinc, magnésium et cuivre. En revanche, lorsque les vers eux-mêmes sont périmés, il est préférable de ne pas les ingurgiter (même cuits), en raison des risques bactériologiques. Cependant, plusieurs témoignages sur internet affirment que, au contraire, leurs bienfaits sont démultipliés une fois eux-mêmes périmés. A voir si vous voulez tenter l'expérience !

> Les limites à respecter pour les produits laitiers

Pour les produits laitiers, la règle en périmothérapie est simple : prenez la date limite de consommation indiquée sur l'emballage. S'il s'agit d'un jour de pleine lune, vous pouvez consommer ledit produit jusqu'à la pleine lune suivante. S'il s'agit d'un tout autre jour, alors quand viendra la prochaine nuit de pleine lune, disposez le produit laitier concerné à l'air libre, sur votre balcon ou dans votre jardin, jusqu'au lendemain matin. Idéalement, retirez le produit de son emballage plastique avant de le mettre à "aérer" lors de la pleine lune, et disposez-le dans un réceptacle en verre. Là, grâce aux douces propriétés des rayons lunaires, les oligo-éléments vont se démultiplier et vous bénéficierez d'un apport considérable lorsque vous l'ingurgiterez.

Enfin, note importante : n'avalez jamais un produit laitier qui a connu deux pleines lunes ! En effet, la seconde va annuler les propriétés créées par la première, et il risque même d'y avoir ensuite des effets néfastes en cas de consommation (nausées, hallucinations, perte de l'audition et douleurs vives dans l'auriculaire).

> **Les limites à respecter pour les produits transformés**

En ce qui concerne les produits transformés, les conséquences en cas d'ingurgitation d'un périmé sont assez aléatoires.

Un adolescent vivant en Gironde a rapporté s'être vu pousser un troisième bras sur le torse après avoir mangé une pizza surgelée dépassée de quatre mois. A l'inverse, une jeune femme du Morbihan a vu son psoriasis disparaître intégralement le lendemain d'un repas basé sur de la choucroute en conserve datant de 1996.

Difficile donc de trancher sur une limite précise à respecter pour les produits transformés et industriels. Les scientifiques de l'équipe d'Anna Korbetova travaillent dessus nuit et jour, en essayant de trouver des corrélations entre les produits utilisés, les additifs ajoutés, et les effets sur la santé des cobayes. Dans ce livre, nous vous recommandons la plus grande prudence avec les produits périmés issus de la production des gros groupes industriels de l'agro-alimentaire. A moins que vous ne souhaitiez jouer à la roulette russe avec votre santé.

LES ASSOCIATIONS EN PÉRIMOTHÉRAPIE

Comme dans tous les régimes alimentaires, certaines associations d'aliments apportent davantage de vertus que lorsqu'ils sont consommés seuls, chacun de leur côté. En voici quelques exemples en ce qui concerne la périmothérapie.

> Celles qui marchent à merveille

Parmi les associations qui fonctionnent à merveille, vous pouvez mixer du jus de tomate concentré périmé (à condition qu'il soit bio) avec du steak haché (5% de matière grasse uniquement). Le mélange de la moisissure de la tomate et des petits champignons verdâtres qui apparaîtront sur le steak haché lorsqu'il sera à maturité équivaut à avaler trois cuillères à soupe de vitamine C naturelle.

Dans le même esprit, faites moisir des asperges dans du jus de pamplemousse (tiré d'un pamplemousse jeune), vous obtiendrez une vinaigrette naturelle extrêmement chargée en vitamines et en minéraux : une vraie source de bien-être pour votre corps. L'idéal pour accompagner vos salades et vos plats froids.

Dernière association particulièrement recommandée par les équipes d'Anna Korbetova : la peau de courgette légèrement abîmée mélangée avec de la crème fraîche dépassée de quelques jours seulement. Mixez le tout et vous obtenez une crème délicate et onctueuse qui renforce les os et les muscles de manière complètement naturelle. Plutôt que de la manger comme ça, à la petite cuillère, utilisez cette solution pour accompagner vos poissons blancs avariés : non seulement c'est bon pour la santé, mais c'est aussi excellent de goût ! Ne manquez donc pas l'occasion de lier l'utile à l'agréable !

> Celles à éviter à tout prix !

Certaines associations sont, en revanche, à éviter dans le cadre de la périmothérapie, sous peine d'effets secondaires indésirables, ou plus fréquemment d'une pure et simple annihilation des propriétés positives de chacun des ingrédients pris individuellement.

Parmi elles, évitez d'associer des pommes flétries (particulièrement les boskoops, plus acides) avec des fruits secs en phase de pourrissement (figues, abricots, dattes, ...). Vous risqueriez de créer un mélange responsable de troubles de la mémoire, d'agueusie et même de tendinite chez les sujets les plus âgés.

Autre association à éviter : les épinards moisis et le saumon avarié. L'association est d'autant plus difficile à éviter qu'elle est délicieuse lorsque ces deux produits n'ont pas encore dépassé leur date de péremption. En revanche, une fois périmés, n'essayez pas de les manger ensemble : au lieu de combattre les radicaux libres de votre corps, cela va les aider à proliférer, accentuant ainsi le risque de maladies cardiovasculaires.

Enfin, évitez de manger au cours d'un même repas de la viande rouge avariée avec de la betterave périmée. Vous risqueriez une belle diarrhée !

LES PRODUITS PÉRIMÉS SONT DÉJÀ DANS LA NATURE

La nature est bien faite : elle nous fournit tout ce dont on a besoin. Il suffit de regarder autour de nous avec les yeux grands ouverts, et se laisser aller en suivant notre petite voix intérieure qui nous guidera instinctivement vers ce qui est bon pour nous.

La prochaine fois que vous irez dans un parc, en forêt, à la montagne ou en bord de mer, n'hésitez pas à cueillir des fruits abîmés, à ramasser des fleurs fatiguées, ou à emporter avec vous les carcasses des animaux morts que vous rencontrerez. Vous aurez probablement de quoi vous nourrir pendant quelques jours rien qu'en vous promenant quelques heures dans la nature !

Alors oui, les premières fois que vous goûterez des périmés 100% naturels (c'est-à-dire cueillis par vos soins chez Dame Nature), votre estomac et votre corps risquent de se montrer récalcitrants, et de vous opposer des signes de résistance. C'est normal ! C'est même une bonne chose : vous êtes en train de vous purger de toutes les toxines et autres mauvaises bactéries accumulées au fur et à mesure des années à manger de la nourriture industrielle, non-bio, et/ou non-périmée. A cela, un seul remède : persévérez dans votre nouvelle voie, celle du bien-manger et plus généralement du bien-être.

Si parfois vous doutez de vous, si par moment vous envisagez de retourner manger un plat de pâtes carbonara non périmées, accrochez-vous ! Vous n'êtes pas le premier à passer par là, à souffrir mentalement et physiquement, avec votre inconscient qui vous réclame les produits "tout beaux, tout propres" que la société nous a inculqué comme étant les bons depuis notre plus tendre enfance. A chaque moment de doute, à chaque fois que vous aurez envie de jeter vos légumes rassis et votre viande avariée, posez-vous cette question : est-ce que vous voulez un esprit sain dans un corps sain, ou un esprit malade dans un corps bourré de micro-molécules toxiques pour l'organisme ?

LA PÉRIMOTHÉRAPIE
CHEZ LES ANIMAUX

La périmothérapie fonctionne aussi sur les animaux ! Un petit chat nommé Girouette, par exemple, a été recueilli à l'âge de 4 jours en état de sous-nutrition terrible. Son pronostic vital était engagé, selon le vétérinaire. Sa maîtresse l'a nourri avec des croquettes périmées et de l'eau croupie, et en dix jours il était sur pied. Le plus étonnant ? Une fois remis, il se mettait à chasser les souris dans le jardin, mais ne les mangeait que lorsqu'elles étaient en état de décomposition avancée, fidèle aux principes de périmothérapie inculqués par sa bienfaitrice dès les premiers jours de son existence.

Plus largement, si vous prenez le temps d'observer les animaux et leurs régimes alimentaires, vous verrez que rares sont ceux qui ne mangent pas d'aliments périmés. Le singe, par exemple, apprécie les bananes lorsqu'elles sont bien mûres, à la limite de ce que l'humain moyen tolérerait. Dans la savane, les vautours, les hyènes ou les chacals ne dévorent pas les restes de buffles ou de gnous quand la viande est fraîche et frétillante : ils attendent le pourrissement, l'apparition de vers et d'asticots, avant de s'octroyer le droit de dévorer leur repas. Et les exemples comme ça sont nombreux.

En périmothérapie, comme dans tous les domaines où le bon sens prime, on regarde comment fonctionne la nature, et on la copie. Car ce qui est naturel ne peut pas être mauvais. Si les animaux mangent périmé, alors l'humain peut – et doit – le faire aussi. C'est aussi simple que cela.

QUELQUES MIRACLES
DE LA PÉRIMOTHÉRAPIE

Si vous doutez des bienfaits d'une alimentation saine et équilibrée répondant aux préceptes de la périmothérapie, voici quelques uns des miracles qui ont eu lieu grâce à ce nouveau mode d'alimentation. De quoi vous donner matière à faire taire les critiques lors des repas de famille !

> Brigitte, 48 ans, de Normandie.

Cette dame était sourde, muette et unijambiste. Un soir de juin 1989, elle oublie par inadvertance un pot de Nutella au fond d'un placard. Lors de son déménagement, en janvier 2014, elle le retrouve. Pour éviter de gaspiller, elle décide de se faire quelques tartines. Deux ans plus tard, sa jambe manquante avait repoussé, ses organes vocaux fonctionnaient parfaitement et elle entendait aussi bien que vous et moi !

> Léo, 6 ans, de Bourgogne.

Impossible pour lui d'apprendre les tables de multiplication. Il butait systématiquement à la table de 4. Sa mère l'a emmené voir un périmothérapeute qui lui a fourni un traitement de choc : une inhalation aux vapeurs de peaux de bananes périmées tous les matins et tous les soirs pendant un mois. A la fin du traitement, Léo était premier de sa classe en calcul mental. A 9 ans il obtenait son bac S mention excellent, et à 14 ans il obtenait le prix Nobel de mathématiques pour ses calculs sur la nouvelle théorie des cordes.

> Emmanuel, 39 ans, de Paris.

Sa carrière dans la finance stagnait. Il prenait souvent les mauvaises décisions et n'arrivait pas à se faire bien voir de ses supérieurs. Un jour, il découvre la périmothérapie, et en particulier tout ce qui touche à l'abondance et à la réussite. Son régime alimentaire devient drastique : bains dans du jus de compost, régime à base de tomates pourries, jambon avarié, pommes de terre véreuses, tout y passe. Deux ans plus tard, alors que rien ne le prédestinait à ça, il est nommé ministre de l'économie, puis élu président de la République.

Il y a bien sûr eu d'autres miracles grâce à la

périmothérapie, mais les énumérer ici serait long et fastidieux. La plupart de ces miracles, d'ailleurs, n'en sont pas vraiment : ils sont le fruit d'un processus scientifique précis et d'une application stricte des préceptes d'Anna Korbetova : manger périmé, bio, et en respectant les bonnes associations.

QUELQUES REMÈDES DE PÉRIMOTHÉRAPIE À FAIRE CHEZ VOUS

Dans les pages à venir, vous trouverez les remèdes de périmothérapie qui font fureur en ce moment pour soigner les petits maux du quotidien ou pour améliorer l'ordinaire.

> Soigner une gastro-entérite

Lorsque l'hiver arrive, vous avez tendance à attraper une bonne gastro qui vous scotche littéralement aux toilettes pendant 3 jours ? Alors cette recette phare de la périmothérapie va vous plaire.

1. Achetez un beau melon bio.
2. Découpez-le, épépinez-le, et déposez-le dans une assiette.

3. Entourez l'assiette et le melon d'un film plastique de qualité.

4. Placez l'assiette au soleil pendant 3 à 6 mois, selon l'ensoleillement de votre région (3 mois suffisent dans le sud de la France, comptez 6 mois pour les régions pluvieuses du nord-ouest, comme la Bretagne ou la Normandie).

5. Quand le melon est bien mûr, passez-le dans l'extracteur de jus.

6. Une fois le liquide obtenu, ajoutez des petites feuilles de menthe fraîche.

7. Placez le tout dans le réfrigérateur, en prévision de la première gastro-entérite de l'hiver. C'est encore plus radical que l'imodium !

> Lutter contre les pertes de mémoire

De nombreuses personnes sont atteintes de troubles de la mémoire, peu importe leur âge ou leur condition physique. Si vous en faites partie, sachez que la périmothérapie peut vous aider grâce à cette méthode simple et efficace.

1. Sélectionnez une carotte bio périmée non épluchée (d'où l'importance qu'elle soit bio !).

2. Mastiquez la carotte pendant 10 à 12 minutes du côté gauche de votre dentition (car c'est le coté du cerveau où se trouve la mémoire).

3. Recrachez chaque morceau dans une casserole dans laquelle vous mettrez un filet d'huile d'olive dépassée de 2 ans minimum, ainsi qu'un très léger fond d'eau.

4. Faites bouillir le tout en remuant régulièrement.

5. Laissez refroidir le résultat 6 à 8 heures au frigo.

6. Appliquez la pâte sur votre front le soir, au moment de vous coucher, et laissez pénétrer.

7. Au réveil, rincez à l'eau claire, et recommencez l'opération le soir suivant.

8. Au bout de six mois de ce traitement de choc, vous constaterez des résultats surprenants : vous n'oublierez plus jamais ce qu'on vous dit, ce que vous lisez ou ce que vous apprenez !

> Lutter contre les cheveux blancs

Vous avez de plus en plus de cheveux blancs sur votre crâne, et vous rêvez de retrouver une belle couleur naturelle ? Plus besoin de vous teindre au henné, de porter un couvre-chef ou de vous raser le crâne pour faire disparaître les preuves de votre vieillissement. Suivez cette recette simple !

1. Sélectionnez six œufs bio périmés de plus d'un mois (idéalement 37 jours).

2. Séparez le blanc et le jaune de chacun de ces œufs.

3. Battez les blancs en neige et réservez.

4. A l'aide d'un extracteur de jus, préparez un jus avec des betteraves moisies à cœur.

5. Mélangez le jus de betterave avec les blancs d'œufs.

6. Laissez reposer deux à trois jours dans un endroit frais et à l'abri de la lumière.

7. Appliquez la concoction sur les parties de votre

chevelure nécessitant de retrouver de la couleur. Les prochaines racines auront la teinte d'origine de la chevelure de votre jeunesse !

Notez que cette recette fonctionne également pour faire repousser les cheveux chez ceux qui n'en ont plus ! Mais les racines peuvent, dans ce cas, avoir des couleurs aléatoires : orange, vertes, bleues, ...

> Se protéger des ondes électro-magnétiques

Les ondes électro-magnétiques sont un des plus grands fléaux de notre société actuelle. Elles sont partout ! La vie pour les personnes électro-sensibles est un vrai calvaire. Si c'est votre cas, voici une recette qui vous permet de vous en protéger efficacement.

1. Achetez plusieurs grosses escalopes de dinde chez le boucher. Demandez les plus épaisses possibles, pour tirer au maximum parti de ses propriétés étonnantes.

2. Déposez-en une sur votre téléphone portable, sur votre box internet, sur votre télévision, votre compteur Linky, et sur tous les appareils électro-magnétiques auxquels vous êtes confrontés au quotidien.

3. Laissez-les s'imprégner des ondes pendant 12 à 14 semaines : elles sont en train de développer un système de défense immunitaire qui va vous servir ensuite pour vous protéger.

4. Une fois le délai écoulé, placez-les simplement dans votre poche ou dans votre sac à main. Pour vous

protéger la nuit, dormez simplement avec l'une d'elles sous votre oreiller. Elles vont naturellement repousser toutes formes d'ondes électro-magnétiques qui vous seraient néfastes. Une vraie merveille de la nature !

Pour un maximum d'efficacité, pensez à "recharger" vos escalopes en les posant sur l'émetteur d'ondes toutes les trois semaines (une simple nuit suffira, si le "chargement" a bien été effectué la première fois).

> Avoir chaud en toute circonstance

Voici une recette révolutionnaire pour ceux d'entre vous qui ont tout le temps froid. Son secret était précieusement gardé depuis des années par les chasseurs de bisons de Sibérie. Le voici révélé en exclusivité dans ce guide.

1. Mettre un gilet.

Voilà, c'est tout.

Non, plus sérieusement, voici la recette miracle concoctée par Anna Korbetova elle-même (il fait froid en Russie l'hiver, et la scientifique a la réputation d'être particulièrement frileuse) :

1. Récupérez un maximum de boîtes de conserve ou de bocaux périmés où les ingrédients sont conservés dans leur jus (petits pois, cornichons, olives, ...).
2. Retirez tous les ingrédients solides.
3. Rassemblez et mélangez l'ensemble des jus dans

une grande marmite.

4. Faites bouillir à feu doux pendant 30 minutes environ.

5.   Remplissez vos bouillottes avec.

La chaleur produite par les nutriments du jus périmé dure jusqu'à cinq fois plus longtemps qu'une bouillotte faite avec de l'eau du robinet classique. Si vous êtes frileux, c'est une recette à tester absolument !

> Retrouver un sommeil de qualité

Le sommeil est l'un des piliers, avec l'alimentation et le sport, pour être en bonne santé. Il est essentiel d'avoir un sommeil réparateur pour bénéficier pleinement de vos facultés cognitives tout au long de la journée. Si vous faites partie de ces 73% de français qui admettent avoir régulièrement des insomnies ou des réveils nocturnes, alors testez la méthode qui suit, cela devrait régler le problème !

1. Dans votre magasin bio préféré, dénichez deux gros concombres.

2. Tirez-en le jus grâce à votre extracteur.

3. Placez-le dans une casserole et ajoutez-y des feuilles d'épinards très légèrement abîmées, et du zeste de citron bio (état avancé).

4. Laissez mijoter le tout pendant quelques minutes, en prenant soin de remuer régulièrement.

5. Passez le tout au mixeur afin d'éliminer les derniers grumeaux.

6. Laissez reposer au frigo pendant un mois.

7. Dès lors, chaque soir, au moment de vous coucher, servez-vous une cuillère à café de cette délicieuse mixture qui vous fera passer une nuit calme et tranquille.

> Se débarrasser de la mauvaise haleine

Si vous souffrez d'halitose, c'est-à-dire dans un langage plus courant, si vous puez de la bouche, alors voici une habitude toute simple pour vous débarrasser de ce fléau social.

Récupérez le zeste d'une orange bio bien mûre (comme celle qui illustre ce livre), et prenez-en une grande tasse en infusion tous les matins au réveil, et tous les soirs juste après vous être brossé les dents. D'ici deux à trois semaines, plus personne n'aura l'impression que vous hébergez un rat mort dans le fond de votre gorge : vous dégagerez une douce odeur de fleur d'oranger, délicate et parfumée, que chacun aura plaisir à respirer.

> En finir avec les ampoules et les verrues

Voici encore une petite recette simple à faire chez soi et qui fait de vrais miracles ! Pour dire adieu définitivement aux ampoules, verrues, et autres mycoses du pied qui vous pourrissent la vie, une astuce simple consiste à faire tremper la zone infectée dans une bassine de lait caillé. Restez un bon quart d'heure dedans, afin de laisser au lait le temps d'agir.

Le lait ainsi utilisé n'est pas à jeter : servez-vous en pour cuisiner de délicieuses béchamels, ou pour remplir votre bol de céréales au petit déjeuner !

> Attirer l'abondance financière

Pour cette recette un peu particulière, il est préférable d'avoir une baignoire. Si vous n'en possédez pas, trouvez un proche qui pourrait mettre la sienne à votre disposition pendant trois mois environ.

A chaque repas, prenez l'habitude de mettre dans votre baignoire toutes les épluchures et tous les restes de table que vous utiliserez. Pour attirer l'abondance financière, privilégiez les épluchures et les restes de légumes et fruits bio. Procédez exactement de la même manière que pour faire un compost. Sauf qu'au lieu de mettre ça dans votre jardin, mettez les épluchures dans votre baignoire.

Chaque fois que vous utilisez de l'eau pour une cuisson quelconque, ne la laissez plus partir dans les canalisations, mais mettez-la dans votre baignoire, en prenant soin de boucher le trou d'évacuation afin de conserver l'eau.

Quand votre baignoire sera remplie à moitié, placez un grand carton opaque par dessus, afin de protéger la mixture de la lumière. Laissez macérer tout ça pendant trois mois environ.

Au bout de trois mois, retirez le carton et

immergez-vous en totalité dans la concoction. Chaque centimètre carré de votre peau doit être en contact avec la mixture. Restez-y vingt minutes en procédant à des exercices de visualisation d'abondance (des grands chiffres sur votre relevé de banque, par exemple). Répétez vingt fois le mantra "je suis riche et je vis dans l'abondance" en vous touchant le petit orteil droit avec votre index gauche (geste qui représente le bien matériel chez les tribus indigènes Kayapos, principale source d'inspiration d'Anna Korbetova pour cette recette).

Sortez de la baignoire aussitôt, et rincez-vous longuement à l'eau claire. Dans les 30 jours à venir, vous aurez une bonne nouvelle sur le plan financier.

> Guérir les douleurs lombaires

Si vous souffrez régulièrement de douleurs lombaires, voici une petite recette de périmothérapie qui va vous soulager quasi instantanément. Un vrai petit miracle à mettre entre toutes les mains !

1. Épluchez 3 gros oignons en état de pourrissement avancé.
2. Coupez-les en petits morceaux.
3. Faites-les mariner dans un fond de vinaigre balsamique pendant 4 à 6 mois en mélangeant régulièrement.
4. Étalez la crème ainsi obtenue sur les lombaires douloureux en massant délicatement.

Si vous avez prévu en trop grosse quantité, vous

pouvez réutiliser la solution en vinaigrette : elle passe très bien avec de la mâche légèrement pourrie ou de la laitue bien avancée. Un régal !

> Soulager les douleurs physiques liées à des coups ou des chocs

Si vous avez la fâcheuse habitude de vous cogner ou de prendre des coups, voici une méthode qui va vous faire du bien et vous éviter les bleus.

1. Sélectionnez une bonne grosse pièce de bœuf avariée (au moins 500 grammes).
2. Faites-la revenir très légèrement à la poêle, comme pour une cuisson bleue.
3. Laissez refroidir.
4. Placez la pièce de bœuf sur l'endroit douloureux et gardez-la en place jusqu'à ce que la douleur disparaisse (une vingtaine de minutes en général).

> Pour soulager les troubles digestifs

Bizarrement, la périmothérapie n'a pas encore réussi à trouver une parade aux troubles digestifs causés par l'alimentation. Le meilleur remède connu est encore de boire de l'eau claire tout en se massant le bas-ventre dans le sens des aiguilles d'une montre.

COMMENT STOCKER
VOS PRODUITS PÉRIMÉS

L'un des grands défis de la périmothérapie consiste à réussir à stocker vos produits suffisamment longtemps pour tirer le maximum de leurs propriétés. La plupart des périmothérapistes amateurs échouent à ce stade. En effet, rares sont ceux qui peuvent se permettre de laisser l'intégralité des produits de leur frigo en état de décomposition avancée. Soit par manque de place, soit parce qu'un conjoint (ou une forme similaire de pression sociale) les en empêche. C'est pourtant nécessaire si vous souhaitez suivre correctement le régime de la périmothérapie.

Si vous manquez de place, l'une des astuces pour stocker vos périmés consiste à utiliser toutes les pièces de votre logement. Mettez par exemple les légumes sous le lit de votre chambre et les fruits en haut des armoires. Les produits laitiers iront très bien sur votre balcon ou dans votre salle de bain. Ne mettez dans le réfrigérateur que les produits transformés, les viandes et les poissons.

Si vous en venez à manquer de place, n'hésitez pas à utiliser le coffre de votre voiture, vous seriez étonné des résultats : l'espace confiné ainsi que la chaleur moite (surtout aux beaux jours) font des miracles en terme de pourrissement.

Quand toute votre maison est remplie et que votre voiture déborde de produits périmés, voici une astuce très simple pour ne pas jeter : lorsque vous êtes invités à manger chez des proches, ne leur amenez plus un dessert acheté en pâtisserie ! Ramenez des fruits et légumes périmés et convertissez-les, à leur tour, à la périmothérapie. Ils vous en seront reconnaissants sur le long terme !

Il y a bien sûr des effets secondaires au stockage de vos produits périmés : des odeurs déplaisantes se développent dans votre cuisine, votre salon risque vite de ressembler à un étal de magasin bio, et vous devrez partager votre lit avec un cageot de légumes en décomposition (les équipes scientifiques d'Anna Korbetova pensent que cela peut influer positivement sur le système nerveux, même si cela n'a pas encore été démontré). Également, la disposition d'autant de fruits et légumes partout dans votre intérieur n'est pas très Feng-Shui : assurez-vous de faire venir un énergéticien rapidement pour rééquilibrer tout ça !

Enfin, vous verrez de plus en plus de mouches, moucherons et autres insectes circuler dans votre logement. Ceci est positif : laissez-les vivre leur vie tranquillement. Et quand vous repérez des décès parmi vos nouveaux colocataires, n'hésitez pas à les rajouter dans vos plats : ils sont sources de protéines animales aux effets particulièrement positifs sur votre santé.

Si vous faites en sorte que la faune et la flore se régénèrent d'elles-mêmes dans votre appartement, vous pouvez même obtenir un garde-manger 100% autonome ! Le rêve de n'importe quel périmothérapiste !

COMMENT DEVENIR PRATICIEN EN PÉRIMOTHÉRAPIE

Vous avez l'âme partageuse ? Vous êtes pédagogue ? Vous avez envie, besoin même, de partager vos connaissances auprès des autres, et de répandre la bonne parole du mode de vie sain et alternatif ? Alors ne ratez pas l'occasion de devenir praticien en périmothérapie ! Voici comment vous y prendre.

Si vous parlez russe, vous pouvez vous former directement à l'école de la fondatrice du mouvement, la professeur Anna Korbetova, qui tient la SKCJ à Moscou. Son école, réputée à travers toute la Russie, forme continuellement des praticiens internationaux : l'Ukraine compte déjà plus de 150 diplômés de la SKCJ, la Biélorussie 90, et la Moldavie une trentaine. Les inscriptions pour les prochaines sessions en présentiel auprès de la professeur Korbetova affichent déjà complet sur les trois années à venir ! C'est un véritable succès, au point qu'elle a déjà ouvert des filiales un peu partout en Europe, et qu'elle envisage de s'étendre encore. Singapour, Rio de Janeiro et Antananarivo figurent dans ses plans pour les mois à venir, le temps pour elle de trouver des formateurs capables de retransmettre son savoir dans les langues et les villes concernées.

En ce qui concerne notre beau pays qu'est la France, il n'y a qu'une seule école ouverte pour le moment. Sans surprise, elle se trouve à Paris. Son nom officiel est la Perimothérapie French School (PFS pour les intimes). La formation dure trois ans et les droits d'inscription sont de 12 900 euros par année. Elle peut se suivre à distance. Toutes les informations sont sur le site officiel www.perimotherapie-french-school.com.

Au niveau des débouchés, la périmothérapie est une véritable opportunité d'avenir ! En effet, comme il y a de plus en plus de pauvres en France, et que leur pouvoir d'achat ne fait que décroître d'année en année, ils finiront par ne plus pouvoir acheter autre chose que des produits périmés. A vous, là, d'intervenir pour les conseiller et les accompagner selon leurs besoins spécifiques.

N'attendez plus et rejoignez le mouvement des praticiens en périmothérapie dès maintenant !

COMMENT PARTICIPER
AU MOUVEMENT

Les adeptes de la périmothérapie sont de plus en plus nombreux chaque jour. Les vidéos Youtube sur le sujet font le buzz. Le microcosme des bobos parisiens s'empare chaque jour un peu plus de ce qu'ils appellent la "folie-pourrie". Les émissions télé invitent de plus en plus de participants au mouvement pour partager les principes de la périmothérapie, et l'accueil général est très favorable. La machine d'Anna Korbetova est lancée, et c'est un vrai succès.

Nous espérons que ce petit guide vous aura donné envie de rejoindre le mouvement de la périmothérapie. Même si certains principes ou certaines recettes vous paraissent difficiles à appliquer, nous vous conseillons de persévérer : la vie de milliers d'hommes et de femmes a déjà changé grâce aux principes de périmothérapie d'Anna Korbetova. Il ne tient qu'à vous de bénéficier également des bienfaits de la nourriture périmée et avariée.

Et si vous voulez participer à votre tour, si vous voulez faire un geste pour la planète et contribuer à l'expansion rapide de ce mouvement, offrez ce livre à quelqu'un que vous savez ouvert d'esprit et capable de changer ses habitudes de vie : vous allez faire un heureux ! Comme le disait Anna Korbetova lors de sa toute première conférence à Moscou (devant à peine 50 personnes) : changeons le monde ensemble, une courgette périmée à la fois !

VOUS SAVEZ (PRESQUE) TOUT SUR LA PÉRIMOTHÉRAPIE !

Merci d'avoir lu ce petit guide ! On espère que vous avez passé un agréable moment en notre compagnie et que certains passages vous ont donné le sourire : c'est le but :)

Marvin Delmy

Remerciements

L'auteur tient à remercier particulièrement sa chère maman, source inépuisable d'inspiration et de conseils avisés.

Il remercie également sa compagne, D., pour son soutien infaillible, son aide précieuse et ses innombrables relectures. G2M.

Merci également à Octopus le Pamplemousse, cobaye de la première heure de nos expérimentations en périmothérapie.

www.ingramcontent.com/pod-product-compliance
Lightning Source LLC
Chambersburg PA
CBHW061738250726
48657CB00002B/991